# QUELQUES RÉFLEXIONS
## SUR LES EMPOISONNEMENS
### EN MATIÈRE CRIMINELLE,

Et sur la nécessité de reviser et de mettre en vigueur le titre IV de la loi du 21 germinal an 11 (11 avril 1803), relatif au débit des substances vénéneuses;

Par SYLVAIN EYMARD, Docteur en médecine.

---

La défense contre la précipitation et l'erreur des jugemens est dans la magistrature et dans vos institutions, MM. les jurés. Vous n'abandonnerez pas au hasard d'une opinion extrajudiciaire et sans guide, l'honneur et la vie des citoyens sur lesquels vous avez à délibérer.

(M.e Couture dans le procès de la veuve Boursier).

---

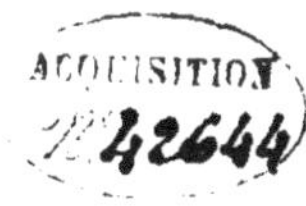


A PARIS,

Chez BÉCHET, libraire, place de l'Ecole de Médecine;
MONGIE, libraire, boulevard Poissonnière, n.° 18.

1824.

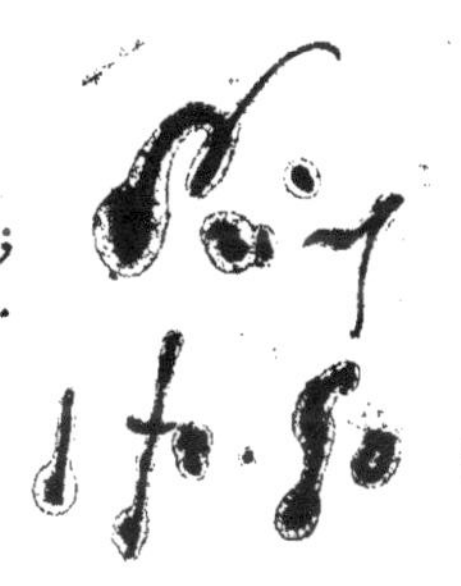

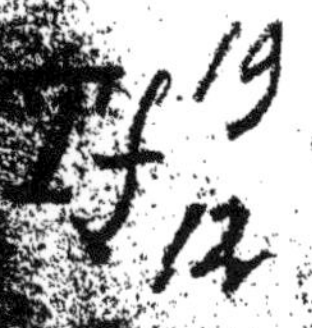

DE L'IMPRIMERIE DE C.-P. BARATIER.

# QUELQUES RÉFLEXIONS
## SUR LES EMPOISONNEMENS
### EN MATIÈRE CRIMINELLE,

Et sur la nécessité de reviser et de mettre en vigueur le titre IV de la loi du 21 germinal an 11 (11 avril 1803), relatif au débit des substances vénéneuses.

---

De tous les crimes, l'empoisonnement est le plus odieux, celui qui, à raison des circonstances qui l'accompagnent et de l'obscurité profonde qui l'entoure, doit nous inspirer le plus d'horreur, et éveiller au plus haut point l'attention et la sévérité des Magistrats.

Prévu et puni dans tous les temps, ainsi que l'attestent la loi des *Douze Tables* et le châtiment infligé aux célèbres empoisonneuses de Rome, sous les consulats de Valerius Flaccus et de Marcellus, cet attentat dut cependant offrir peu de ressources aux méchans de ces temps éloignés, si l'on considère la disette de poisons dans laquelle ils se trouvaient alors, et l'impossibilité où ils étaient de leur donner le raffinement nécessaire pour commettre le crime : tout le monde sait, en effet, que Mithridate et Sénèque n'en purent point découvrir d'assez actifs pour mettre terme à leur existence.

C'est donc à une époque beaucoup plus moderne qu'il faut se transporter pour trouver les premiers élémens de cette science dangereuse; l'alchimie italienne en fut malheureusement la source. C'est alors qu'on entendit parler, pour la première fois, de la *Cantarella* et d'*Alexandre VI*, de la *Tophana* et de ses poisons *subtils*. « Beaucoup de per-
» sonnes en furent victimes, dit l'auteur du
» *Siècle de Louis XIV*; le lieutenant civil
» d'Aubrai et sa famille en moururent. L'abus
» criminel en fut poussé si loin, que l'on
» créa la Chambre des poisons, qui fut
» appelée la *Chambre ardente*. *La Voisin*, *La*
» *Vigoureux*, le prêtre *Le Sage* débitèrent
» de ces ingrédiens destructeurs sous prétexte
» de faire apparaître les esprits. L'on sait
» qu'au Tribunal ardent furent citées des per-
» sonnes de la haute volée, telles que deux
» nièces de Mazarin, la duchesse de Bouillon,
» la comtesse de Soissons, le maréchal de
» Luxembourg ».

Trop heureux, on l'avouera, si ces éminens personnages eussent gardé le secret pour eux;

mais il ne pouvait s'arrêter en si beau chemin, et il passa bientôt de la Cour au petit peuple. Si l'on ajoute à cela les découvertes ultérieures de la chimie, qui devint une science exacte et féconde en poisons de toute espèce, on aura une idée des causes qui contribuèrent ensuite à propager les empoisonnemens et à les rendre d'un usage si familier, qu'il est malheureusement aujourd'hui peu de Cours d'Assises qui n'aient à en juger quelque exemple.

Il suit de cet aperçu rapide que tout est nouveau chez nous, tant en matière de poisons qu'en fait de jurisprudence qui les régisse. Il ne faut donc pas s'étonner de l'incertitude, du tâtonnement et de la discordance qui paraissent régner entre les médecins et les criminalistes sur ce point important de notre législation. Il est même évident que la difficulté de l'établir sur une base certaine ira toujours en croissant avec les découvertes des sciences chimiques, et qu'on ne procédera d'après des principes bien déterminés que lorsque ces sciences, de concert avec celles qui peuvent faire connaître l'effet de leur influence pernicieuse sur l'homme, auront acquis le degré de perfection dont elles sont susceptibles, ce qui est indéfini.

Cependant des crimes d'empoisonnement se commettent tous les jours avec une audace vraiment effrayante ; la société alarmée demande le châtiment de leurs auteurs, et la Justice incertaine le moyen de les trouver. Quelle voie faut-il qu'elle prenne pour marcher avec assurance dans ce dédale ténébreux ? Ne peut-elle point s'y égarer, et n'est-il pas à craindre qu'en s'y engageant pour découvrir les traces du crime, elle fasse souvent peser d'injustes préventions sur l'innocence ?

C'est sous ce double point de vue que nous allons nous livrer à quelques considérations générales, et tâcher d'éclaircir cette importante question.

Nous poserons d'abord un principe essentiel, c'est qu'avant de pouvoir établir une accusation d'empoisonnement, et prononcer sur la culpabilité de l'accusé, il faut avoir acquis la preuve matérielle du crime.

Pour rendre nos raisonnemens plus sensibles, nous ferons des suppositions.

Un individu, plein de santé, éprouve tout à coup, en sortant de table, des coliques violentes ; surviennent des vomissemens, des convulsions et autres symptômes qui peuvent faire croire à l'empoisonnement, sans que cependant la mort en soit la suite. Les médecins sont appelés pour porter un jugement sur la maladie ; les symptômes extérieurs, quelque violens qu'on les suppose, suffiront-ils pour qu'ils puissent décider si elle est l'effet du poison ? Non.

Il est une foule d'autres maladies qui produisent un effet semblable. « Un médecin » allemand, dit le professeur Pinel, fut ap- » pelé pour faire l'ouverture du cadavre d'un » marchand soupçonné d'avoir été empoisonné » par sa femme, qui était belle et d'une hu- » meur discordante. Ce malheureux avait resté » plusieurs jours au lit, se plaignant de nau- » sées, de vomissemens et *de tranchées vio-* » *lentes*. L'examen attentif des parties fit » bientôt découvrir une *hernie étranglée* de » l'intestin colon qui était gangrené et percé. » La femme fut dès-lors déclarée innocente ».

Foderé parle d'un soldat qui mourut presque subitement au moment où l'on s'y attendait le moins, ce qui fit penser à l'empoisonnement. L'ouverture du corps montra des intestins criblés et attaqués d'une inflammation gangréneuse ; les ayant incisés, on les trouva farcis de vers. Zachias, Morgagni et autres rapportent des exemples semblables.

Pour abréger des citations que nous pourrions multiplier, nous terminerons par celle d'une jeune fille qui fut saisie à l'improviste de coliques, de vomissemens et de déjections si terribles, qu'au bout de quelques instans ses parens ne la reconnurent plus, et qu'en moins de trois heures elle expira au milieu d'une dissolution générale comme produite par l'effet *d'un poison : venenatâ quasi vi*; cependant ce n'était autre chose qu'un *cholera-morbus*, c'est Van-Swieten qui l'assure.

L'on sait d'ailleurs que le moral a une si grande part dans ces sortes d'accidens, qu'on a vu des personnes se croire mal à propos empoisonnées, et être tellement frappées de cette horrible idée, qu'elles semblaient, en effet, présenter des signes d'empoisonnement, malgré qu'elles n'eussent aucun mal.

Il est donc impossible de rien conclure de positif des symptômes extérieurs qui font présumer qu'une personne a été empoisonnée. Un seul cas doit faire exception à cette règle, c'est quand on découvre des traces de poison dans la matière des évacuations, encore cette découverte n'est-elle qu'une présomption du crime, car l'introduction d'une substance vénéneuse dans le corps peut être l'effet de la volonté de l'empoisonné, d'une méprise, de quelque remède administré, comme celui d'une main criminelle.

Ainsi, lorsqu'un individu a survécu à un empoisonnement *présumé*, quand les gens de l'art ont trouvé les vestiges d'un poison dans ses évacuations, seule circonstance, nous ne saurions trop le répéter, où il puisse y avoir une accusation vraisemblable, il y a encore, abstraction faite des preuves accessoires qui s'y rattachent, deux ou trois probabilités contre une qui tendent à prouver que l'empoisonnement réputé crime n'a pas eu lieu; mais ici s'arrête le devoir du médecin : le fait de l'empoisonnement, quel qu'il soit, est constaté; c'est à la Justice qu'il appartient de découvrir le reste.

Autre cas : Nous supposons qu'un individu moins heureux que le premier succombe à la suite d'une maladie qui aura manifesté des symptômes extraordinaires, et que la Justice soit obligée d'intervenir, c'est-à-dire de faire constater par les gens de l'art s'il y a eu ou non empoisonnement. Ici l'exploration pourra s'aider de l'ouverture du corps. Voyons, en procédant de l'invisible à ce qui est accessible aux sens, et du simple au composé, l'avantage qu'on peut tirer de cet examen.

Admettons, en premier lieu, *qu'on n'aperçoive aucun signe de lésion organique ;* les médecins pourront-ils attester qu'il y a eu empoisonnement ? Non ; ils déposeraient contre leurs sens, ils trahiraient leur conscience. Diront-ils qu'il est *possible* que l'empoisonnement ait eu lieu ? Déclaration oiseuse et dangereuse ! car ce n'est pas sur la possibilité d'un fait, mais sur sa réalité qu'on doit le reconnaître.

Objectera-t-on que, comme il est des poisons *végétaux* qui ne laissent *aucune trace* dans les cadavres, il est des cas d'empoisonnement qui peuvent être admis sans le corps du délit, sans la preuve *matérielle* de leur existence ?

Mais erreur, et erreur d'autant plus redoutable qu'il peut en résulter des conséquences désastreuses.

En effet, c'est à tort qu'on veut toujours généraliser dans les sciences, puisqu'il n'est rien d'absolu dans la nature. Parmi les poisons qui sont funestes à l'homme, et leur nombre est prodigieux, il n'en est point qui ait, à proprement parler, la propriété d'agir sur l'organisme sans laisser des traces plus ou moins sensibles de son action, notre esprit ne pouvant pas concevoir qu'une cause *matérielle* puisse agir sans laisser *une trace quelconque*. Mais l'âge, le tempérament, l'absorption, l'extinction du principe vital, le temps qui s'écoule depuis le moment de la mort jusqu'à celui où l'on ouvre le cadavre, le mouvement de décomposition organique, et une multitude d'autres circonstances peuvent modifier l'empoisonnement, et faire que les signes intérieurs que l'exploration aperçoit dans un cas ne se rencontrent pas dans un autre; ce qui ne veut, certes, pas dire pour cela qu'il y ait des substances qui empoisonnent *sans laisser de traces*.

Il serait donc plus sensé et infiniment plus sage d'avouer, pour le moment, l'impuissance de l'art dans certaines occasions difficiles, que de l'excuser en assurant une chose qui sera un jour probablement démentie.

Mais, au surplus, que dans quelques cas le défaut de traces d'empoisonnement présumé provienne de la qualité particulière du poison, ou de circonstances qui lui sont étrangères, il ne doit pas moins rester établi, *quant à présent*, que le médecin et la Justice ne peuvent raisonnablement admettre un fait d'empoisonnement que lorsqu'il frappe leurs sens.

Vainement le ministère public répondrait dans son désespoir qu'il faut alors ajouter au Code pénal un article supplémentaire ainsi conçu : *Néanmoins, attendu que les poisons végétaux ne laissent pas de traces, on peut empoisonner impunément avec des poisons végétaux.*

Vainement il s'écrierait dans sa terrible indignation, en s'adressant aux empoisonneurs : « Maladroits! n'allez pas chercher de l'arsenic, » des poisons minéraux ; ils laissent des traces; » on vous découvrirait. Prenez des poisons » végétaux ; empoisonnez votre père, empoi- » sonnez votre mère, toute votre famille, » vous hériterez d'eux! empoisonnez vos en- » nemis, et ne craignez rien ; on ne vous » découvrira pas, et vous pourrez jouir de » l'impunité. Vous aurez empoisonné, oui ; » mais le corps du délit n'existera pas, parce » qu'il ne peut pas exister (1) ».

D'abord, tous ces grands mots, toutes ces belles imprécations ne prouvent rien ; elles peuvent bien produire quelque effet dans un discours oratoire, au milieu d'une Cour d'As-

---

(1) M. l'Avocat général de Broë dans le procès de Castaing.

sises où les uns cherchent à atténuer le crime, et les autres à l'exagérer; mais elles ne sauraient avoir la modération ni la gravité qu'on doit apporter dans une discussion aussi sérieuse que celle qui nous occupe.

Ensuite, quelles que soient les conséquences qu'on veuille tirer de l'adoption de notre système, nous soutiendrons toujours qu'il est conforme aux principes d'une saine Justice et de la raison, ce qui est indivisible, d'acquérir la preuve physique d'un fait essentiellement matériel avant que de le constituer en corps de délit moral; ou, en d'autres termes, qu'il faut être préalablement certain de l'empoisonnement avant que de poursuivre l'empoisonneur: *Priùs de crimine constare debet, an scilicet commissum.*

L'auteur des paroles que nous venons de rapporter cite un exemple d'empoisonnement sur un homme qu'on aurait depuis long-temps enterré: « On vient d'acquérir, dit-il, la » preuve évidente de l'empoisonnement, mais » elle ne peut plus se retrouver sur le cada» vre: la putréfaction a eu lieu. Y a-t-il ce» pendant prescription pour l'empoisonneur? » N'est-il pas évident que les preuves existent » et doivent être cherchées hors du cadavre »?

Singulier raisonnement! « On a acquis, » dites-vous, la preuve *évidente* d'un empoi» sonnement, mais elle ne peut pas se trou» ver sur le cadavre : il est en putréfaction...! » — Mais alors comment pouvez-vous avoir acquis cette *évidence*, si elle ne résulte pas de l'inspection du corps empoisonné? Serait-ce par hasard au moyen de la preuve testimoniale? Mais comment voulez-vous que des témoins qui n'ont aucune idée de chimie ni de médecine puissent moralement attester un fait d'empoisonnement, quand les premiers médecins de la capitale, des professeurs de la Faculté de Paris ne peuvent souvent pas le reconnaître sur le cadavre même?

« Il est donc *évident*, dites-vous encore, » que les preuves existent et doivent être cher» chées *hors du cadavre* ». Mais, nous le répétons, où irez-vous les prendre?

Un homme reçoit un coup de fusil en présence de cent personnes, et meurt; on l'enterre. La Justice ne fait d'abord aucune poursuite, parce qu'elle ne connaît pas l'assassin; mais au bout de six mois, d'un an, de dix ans, elle le découvre et procède criminellement contre lui. L'on conçoit très-bien qu'il ne sera pas nécessaire ici d'exhumer les cendres du cadavre pour chercher la preuve *matérielle* du crime, et qu'on pourra y suppléer par des preuves prises *hors de lui* et plus que suffisantes, puisque l'assassinat a été ostensiblement commis devant cent témoins.

Mais dans le cas d'empoisonnement, uniquement fondé sur des soupçons, et alors qu'il n'est plus possible de vérifier le corps du délit, c'est bien différent. Ici la cause de la mort n'a point eu d'éclat ni de publicité; un voile impénétrable en couvre toutes les circonstances, et personne ne connaît ni ne peut donner des renseignemens satisfaisans sur cette fin tragique, si ce n'est quelques *prétendus* témoins dont la déclaration tardive doit paraître suspecte, et ne peut être d'aucune valeur dans une affaire aussi ténébreuse.

En matière d'empoisonnement, les preuves puisées *hors du cadavre* sont donc insuffisantes lorsque le concours des preuves *intérieures* ne vient pas les fortifier.

On a cité un autre exemple : « Un empoi-
» sonnement ne réussit pas, et l'homme
» empoisonné dénonce l'empoisonneur, et
» *prouve* le crime. Celui-ci sera-t-il absous,
» parce qu'on ne peut pas faire l'autopsie ca-
» davérique? Il y a donc des cas où les preuves

» matérielles peuvent manquer sans que le » corps du délit manque, sans qu'il y ait » preuve suffisante pour la conviction ».

Mais, nous en revenons toujours à notre objection, et nous demandons comment celui qui se dit empoisonné le prouvera.

Sera-ce parce qu'il a eu des coliques, des vomissemens, des convulsions? Cela ne signifie rien, nous l'avons prouvé. Sera-ce parce qu'il vit en mauvaise intelligence avec quelqu'un de sa maison, qui a de l'intérêt à ce qu'il meure? Preuve plus trompeuse encore. Sera-ce enfin parce qu'il aura obtenu un certificat de médecin attestant l'empoisonnement? Un tel certificat doit être repoussé avec indignation, parce qu'il n'y a qu'un faussaire, un homme prévenu ou un ignorant qui puisse le délivrer.

Un seul fait, et nous l'avons déjà dit, peut donner à cette hypothèse un caractère de vraisemblance, c'est quand on trouve du poison dans les déjections de l'empoisonné, à l'instant même où elles sortent de son corps, et en présence de témoins non suspects; car il n'est pas sans exemple que des misérables en aient imposé là-dessus pour faire planer des soupçons sur des personnes qu'ils voulaient perdre.

perdre. D'ailleurs le hasard peut être le seul auteur de cet accident, et un *empoisonné* vivant, le fait étant bien et dûment constaté, aura toujours beaucoup de peine à *prouver* que l'empoisonnement a été exécuté dans l'intention de lui nuire.

Nous rétorquerons donc la conséquence tirée ci-devant, et nous dirons : Il n'est point de cas où les preuves matérielles puissent manquer sans que le corps du délit manque, sans qu'il y ait preuve insuffisante pour la conviction.

Il est à regretter sans doute que notre perspicacité sur cette matière ne s'étende pas plus loin ; mais il en est malheureusement du corps social comme de notre propre machine, et de même que dans celle-ci il est des maladies occultes que l'art ne peut prévenir ni détruire, de même dans le premier il est des vices secrets qui échappent à la sagesse des lois, et que la vindicte publique ne peut atteindre.

Reprenons le cours de notre seconde hypothèse.

Nous admettons maintenant que les organes soumis à l'examen des médecins présentent quelques excoriations, une légère inflammation ou même une phlogose considérable et accompagnée d'un afflux de sang au cerveau, et que la Justice leur demande si ces traces peuvent être l'effet d'un poison. Quelle sera leur réponse? Non..... Oui..... (comme répondit le docteur Chaussier dans le procès de Castaing); elles peuvent avoir été produites par le poison, mais aussi par *mille autres circonstances.*

En effet, un calcul fait sur la *Nosographie philosophique* de Pinel et sur la *Nosographie chirurgicale* de Richérand, les plus exactes que nous ayons, prouve que le corps humain est sujet à neuf cent trente-sept maladies différentes qui, toutes parvenues à un certain degré d'intensité et de complication, peuvent, ainsi que le poison, donner lieu aux phénomènes organiques qui viennent d'être signalés. Le cas échéant, il y a donc toujours 937 à parier contre 1 qu'il n'est pas l'effet du poison.

Quel cas la Justice peut-elle faire, d'après cela, de *la possibilité* de l'empoisonnement dans l'hypothèse qui nous occupe? Est-ce que le *oui* des médecins n'équivaut pas à un *non* formel, lorsqu'en leur ame et conscience ils sont obligés d'ajouter, *et par mille autres circonstances?* Ne faut-il pas encore ici que la présence du poison vienne se joindre à *la pos-*

*sibilité* pour produire la conviction ? C'est ce que nous ne craignons pas d'affirmer de la manière la plus positive.

Mais passons au *nec plus ultrà* des traces trouvées sur le cadavre d'un homme prétendu empoisonné.

Admettons que le tissu de l'estomac et des intestins soit perforé et couvert d'ulcérations ; supposons même qu'il tombe en lambeaux, les autres parties du corps étant d'ailleurs saines, et qu'il y ait, si l'on veut, désorganisation complète : ces traces suffiront-elles pour convaincre les médecins de la réalité de l'empoisonnement? Non, certainement, non.

Ici, comme dans la supposition précédente, ces lésions, quelque considérables qu'on les suppose, ne prouvent absolument rien, et peuvent être le résultat de cent autres maladies comme celui de l'empoisonnement, de manière que les probabilités sont loin d'être pour ce dernier, si l'autopsie cadavérique ne démontre pas de substance vénéneuse dans le corps.

Parmi les observations innombrables qui viennent à l'appui de cette vérité, nous en choisirons une qui appartient à Fouquet, et qui est relative à des soldats autrichiens qui, étant à Montpellier, éprouvèrent subitement une colique si violente, qu'ils en moururent au bout de quelques heures. Etonné de cette maladie extraordinaire qui, sur d'autres individus, aurait certainement été attribuée au poison, il fit l'ouverture des cadavres, et trouva les intestins livides et gangrenés.

Qui ne sait, pour citer un exemple connu de tout le monde, que l'estomac de l'illustre défunt de Sainte-Hélène offrit à l'examen des médecins une désorganisation telle qu'il était perforé....? Cependant le fait ne fut pas considéré comme un empoisonnement, puisqu'on le qualifia de *cancer*, et que s'il avait été autre chose, le ministère public aurait sans doute recherché les auteurs de ce crime.

Mais laissons le champ des hypothèses pour passer à la preuve la moins équivoque de l'empoisonnement, nous voulons dire à la présence des substances vénéneuses dans l'organisme, et à la difficulté plus ou moins grande qu'on éprouve pour les découvrir.

Les poisons, dont le nombre est aussi considérable (puisqu'il s'élève approximativement aujourd'hui à plus de quatre cents espèces) que le mode d'action et la dose nécessaire pour donner la mort sont variés, peuvent se présenter sous les formes solides, liquides et gazeuses. La classification généralement admise, et qui les divise en poisons *animaux*, *minéraux* et *végétaux*, est donc vicieuse, puisque les poisons *gazeux* s'en trouvent exclus, malgré le rôle important qu'ils jouent dans la nature.

Mais heureusement que la manipulation difficile de ces derniers les rend à peu près nuls pour le vulgaire, et qu'ils n'ont pas encore été employés sur l'homme, que nous sachions, dans l'intention de lui nuire. Les gens de bien doivent d'autant plus s'en féliciter, qu'ils seraient d'un usage bien plus dangereux que ceux désignés sous le nom de *végétaux*.

Les poisons solides et liquides sont donc les seuls dont se servent, en ce moment, les malfaiteurs pour consommer leurs criminels desseins. Solubles ou non, ils agissent sous un si petit volume, qu'il est extrêmement facile de les faire prendre mêlés à d'autres substances, et sans que celui à qui ils doivent donner la mort puisse, à l'instant où il les goûte, en dévoiler la perfide influence.

De cette propriété qu'ont certaines substances vénéneuses d'agir d'une manière subtile, s'ensuit la facilité de commettre le crime, et la difficulté souvent insurmontable d'en déceler l'agent. En effet, ces corps, doués pour la plupart d'une très-grande activité, attaquent avec force les parties vivantes qu'ils touchent, et éprouvent bientôt une réaction proportionnée qui les décompose au point de les rendre méconnaissables et de former, avec les débris de l'organisme, de nouveaux composés qui ne ressemblent en rien à leurs principes constituans. De là l'impossibilité, dans beaucoup de cas, d'obtenir une analyse satisfaisante.

Si l'on réfléchit d'ailleurs que, pour découvrir quelques grains, et, selon la quantité de résidu ou d'évacuation soumis à l'analyse, une fraction infiniment petite d'un grain de poison qui se trouve noyée dans une masse d'impuretés, il faut être au moins aussi bon chimiste que Vauquelin ou Chaptal, l'on sentira tout ce que doit offrir d'incertain un tel mode de recherche, sur-tout en province où il est très-peu, pour ne pas dire point de chimiste assez familiarisé avec ces sortes d'expériences pour les faire d'une manière convenable.

Les indices obtenus au moyen des matières sorties ou extraites du corps de l'*empoisonné*, qu'on fait manger à un animal, ne sont pas moins infidèles. Ce qui est poison pour l'homme ne l'est souvent pas pour les animaux, et ce qui l'est pour ceux-ci ne l'est pas toujours pour celui-là; en sorte que l'on ne peut rien conclure de positif des essais comparatifs tentés à cet égard. L'expérience a, au reste, démontré que les excrétions du corps humain peuvent, indépendamment de tout poison extérieur, acquérir une âcreté telle qu'elles deviennent de véritables poisons pour les autres animaux et même pour celui dans le corps duquel elles se forment; c'est l'opinion de Galien, d'Averroës, de Cœlius et de Morgagni.

Nos recueils d'observations parlent d'une femme qui se livra à un sentiment de colère pendant qu'elle faisait téter son enfant; celui-ci fut bientôt saisi d'un accès d'hydrophobie et mourut dans des convulsions affreuses. Morgagni (et son témoignage est ici d'un grand poids) cite l'exemple d'un homme « qui mourut » aussi à la suite de convulsions violentes; à » l'ouverture du cadavre, il trouva les intestins » comme crispés et *corrodés*, et renfermant » une bile si âcre, qu'inoculée à des pigeons » elle déterminait les mêmes symptômes et la » mort. »

D'après cela et de tout ce qui précède, résultent trois vérités fort importantes : c'est, 1.° que de tous les poisons connus, tant végétaux qu'autres, il n'en est point qui laissent des traces certaines de leur action sur l'homme; 2.° que la preuve matérielle de l'empoisonnement ne peut se tirer que de la présence du poison dans le corps, ce qui n'est encore qu'une présomption du crime; 3.° qu'il est très-difficile et souvent impossible de constater cette présence.

Ce ne peut donc être sans une surprise mêlée d'effroi que l'observateur judicieux jette un regard sur les accusations fréquentes d'empoisonnement avec lesquelles on alimente depuis quelque temps la curiosité publique, et dont la triste célébrité ne contribuera pas, sans doute, à en diminuer le nombre. Il se demande comment il peut se faire que des *officiers de santé* de village, la plupart incrustés d'ignorance; que des médecins de province, souvent d'un mérite fort équivoque, aient assez de talens pour prononcer sur une question aussi délicate, et pour remplir nos Cours d'assises d'empoisonneurs, lorsque les auteurs qui ont traité de main de maître ce sujet difficile, tels que Redi, Fontana, Mead, Plenk, Foderé, Mahon, etc., avouent ingénument qu'il n'est rien de plus occulte ni de plus conjectural que la science des empoisonnemens; lorsqu'on voit Fontana sur-tout, cet illustre observateur qui ne craignit pas de boire le venin de la vipère pour en faire l'expérience sur lui, *douter des faits que mille et mille essais lui confirmaient, tant il avait reconnu la nature susceptible d'aberrations dans ses actes, et l'œil observateur sujet aux illusions;* lorsqu'enfin nous venons d'être témoins d'un procès mémorable dans lequel les professeurs les plus distingués de la Faculté de Paris, les Chaussier et les Vauquelin, ont reconnu l'insuffisance de leurs lumières.....!

Il se demande encore s'il est réellement dans l'intérêt de la société d'accueillir, sans un examen bien approfondi et un choix sagement fait, les soupçons qui naissent si souvent de la malignité des hommes, et qui n'ont d'autre fondement qu'une clameur inconsidérée; si les Cours royales peuvent et doivent mettre en état d'accusation les individus qu'on leur dénonce pour fait d'empoisonnement, lorsque ce fait n'est peut-être qu'imaginaire?

Ces réflexions sont effectivement si justes, que l'avocat général dont nous avons précédemment cité les paroles, crut devoir, dans l'intérêt de l'accusation dont il était l'organe, les prévenir et poser en principe qu'il était des cas d'empoisonnement où la question n'*était pas médicale*.....

Vit-on jamais d'assertion plus choquante? « Une question d'empoisonnement n'être pas » médicale....! »

Pour prouver le contraire, prenons la procédure à sa source, c'est-à-dire au moment où elle est soumise à la chambre d'accusation (1), car c'est de ce moment, premier arbitre de nos destinées ici-bas, que dépend en grande partie le sort futur des prévenus. Sur quoi doit être établi un acte d'accusation?

L'art. 221 du Code d'instruction criminelle y répond : « Hors le cas prévu par l'article précédent, dit-il, les juges examineront s'il existe contre le prévenu des preuves ou indices *d'un fait* qualifié crime par la loi, et si ces preuves ou indices sont assez graves pour que la mise en accusation soit prononcée. »

Il faut donc qu'*un fait* bien avéré précède l'accusation, celle-ci ne pouvant s'exercer que sur les preuves ou indices de la culpabilité.

Il est vrai que deux arrêts de la Cour de cassation ont décidé qu'il n'appartenait qu'aux jurés

---

(1) Nous omettons à dessein la mise en prévention qui n'est en quelque sorte que le préliminaire de l'accusation, le point de départ de la procédure.

de décider si le fait était constant et si l'accusé était coupable, mais ce sont seulement deux exceptions qui ne détruisent pas la règle, car il peut y avoir des cas où le fait est inhérent à la culpabilité, comme il est des circonstances, et elles sont bien plus nombreuses, où il en est entièrement distinct. Lorsque l'inhérence existe, il est évident que les jurés doivent prononcer sur le tout, et qu'ils ne peuvent faire autrement; mais s'il y a division, il n'est pas moins clair qu'ils ne doivent porter leur jugement que sur la culpabilité, et que c'est alors qu'on leur demande : *Est-il constant que tel individu s'est rendu coupable de tel délit, de tel crime?* et non pas : *Est-il constant que tel délit, tel crime a été commis?*

Dans les cas d'inhérence, en effet, l'on ne peut concevoir le crime sans la culpabilité, tandis que, dans le cas contraire, on le conçoit très-bien sans elle ; en voici un exemple : Un homme est prévenu de faux ; la question sera de savoir en conséquence s'il y a des preuves suffisantes *du fait de faux* qu'on lui impute ; si on les trouve, il y aura crime et culpabilité; si on ne les trouve pas, il n'y aura ni l'un ni l'autre. Ici le fait et la culpabilité sont donc indivisibles ; la chambre d'accusation les confondra, et la Cour chargée d'en connaître aura à prononcer sur leur ensemble.

Mais un autre individu est prévenu d'avoir incendié une maison ; il faudra d'abord chercher la preuve positive *du fait* d'incendie avant que de découvrir celles qui indiquent le coupable. Si la première est une fois acquise et si elle mène à la seconde, il y aura crime et culpabilité; si elle n'y mène pas, il y aura toujours crime, mais point de culpabilité évidente. L'un et l'autre sont donc divisibles dans cette nouvelle hypothèse, et la chambre d'accusation devra procéder de la certitude du fait aux preuves plus ou moins apparentes de la culpabilité.

De ce raisonnement découle une conséquence qui nous paraît incontestable, c'est que, dans tous les cas de prévention où il y a divisibilité, les chambres d'accusation doivent reconnaître le fait avant que d'en chercher l'auteur, car le pire d'une accusation injuste serait, sans doute, de l'être jusques dans la réalité du fait qu'elles incriminent.

Si à présent nous appliquons ces principes aux préventions d'empoisonnement, nous verrons qu'elles appartiennent au genre de crime où il y a disjonction, c'est-à-dire où le fait doit être constant avant que de pouvoir admettre l'accusation.

Reste donc à savoir comment les chambres d'accusation peuvent s'assurer du fait matériel de l'empoisonnement. Est-ce en s'adressant au marguillier de la paroisse et en écoutant les *on dit* des commères du quartier où est décédé l'empoisonné, ou bien en consultant les médecins qui ont soigné celui-ci dans ses derniers momens, et ceux qu'elles jugent à propos de leur adjoindre pour éclaircir le fait? Certes, nous ne pensons pas que l'option puisse former la matière d'un doute, et le ridicule qu'il y aurait à insister là-dessus fera mieux ressortir que tout ce que nous pourrions dire, le danger qui se trouve renfermé dans l'étrange proposition portant qu'il est des cas d'empoisonnement *où la question n'est pas médicale et se trouve hors du cadavre.*

Cependant, désirant mettre le comble à l'évidence, nous nous permettrons encore une supposition; ce sera la dernière.

Figurons-nous un instant qu'il plaise à deux ou à un plus grand nombre d'individus d'attester en Justice que vous avez empoisonné un homme dont le corps n'existe plus ou dans lequel on n'aura trouvé aucune trace de mort violente. Devra-t-on vous guillotiner sur leur seul témoignage? Nous ne le pensons pas, et vous serez certainement de notre avis.

Mais supposons que ces preuves ne satisfassent pas mieux la Justice, et que, ne pouvant s'éclairer ni par le corps du délit, ni par le rapport des médecins, elle cherche *en dehors* des preuves ou indices assez *graves* pour former sa conviction, et qu'elle apprenne que vous êtes l'héritier du défunt; que, par état ou autrement, vous avez acheté quelque substance vénéneuse dont vous ne justifierez pas l'emploi; ou bien qu'elle découvre des circonstances *aggravantes* d'une autre nature, telles que l'amour, la jalousie, la haine et autres présomptions extérieures du crime: pensez-vous que ces preuves doivent suffire pour vous envoyer à l'échafaud?

« Non, certainement! vous écrierez-vous : il serait affreux de me déclarer coupable d'après de telles preuves. Comment mes juges peuvent-ils être certains que le défunt est mort empoisonné, puisque les médecins ne l'ont pas reconnu et n'ont pu le reconnaître? Comment des témoins peuvent-ils déposer que je suis un empoisonneur, quand rien ne prouve, d'une manière positive, qu'il y a eu empoisonnement; quand les gens de l'art les plus experts ne pourraient, s'ils étaient à leur place, l'attester? Quoi! il suffit que je sois l'héritier du défunt, que j'aie acheté du poison, que ce défunt soit mort de la colique, pour prouver l'empoisonnement et me faire condamner! Mais alors quel est l'honnête homme qui ne doit pas trembler au milieu de sa famille? Quel est celui qui ne doit pas fuir lorsque ses parens ou ses amis tombent malades? Quel est celui qui n'est pas menacé d'une accusation capitale? Non! il est impossible que de telles présomptions puissent m'arracher l'honneur et la vie. Qu'on produise la preuve certaine de l'empoisonnement dont on m'accuse; qu'on prouve ensuite qu'il est l'effet d'une tentative criminelle; qu'on prouve, enfin, que j'en suis l'auteur; jusques-là je protesterai de mon innocence, et alors seulement je dirai : Oui, je suis coupable; oui, je mérite d'expier mon crime par la mort et l'infamie. »

Voilà, sans doute, les justes plaintes que vous feriez entendre si vous vous trouviez dans cette malheureuse position. Eh bien! il faut un peu juger des autres par soi, et n'être pas plus sévère envers eux qu'on ne l'est pour soi-même.

Si nous résumons ce qui précède, nous trouverons pour conséquence définitive qu'une affaire d'empoisonnement doit, pour ainsi dire, passer par trois degrés de juridiction : le premier, du ressort de la médecine, constate le fait incriminé; le second, appartenant aux chambres d'accusation, recherche le coupable, et le troisième, dans les attributions des Cours d'assises, confirme ou rejette la culpabilité.

On trouvera peut-être que nous nous sommes un peu appesantis sur toutes ces distinctions; mais si l'on réfléchit que sur elles reposent en grande partie la sécurité des familles, l'honneur et la vie des citoyens, et que c'est de leur prudente et sage hiérarchie que dépend le triomphe de la Justice, l'on apercevra bientôt que nous avons eu raison d'insister sur les avantages qu'elles présentent, dans un moment surtout où un zèle dangereux a voulu en contester le mérite.

Tout homme sensé doit, en effet, reconnaître que l'accusation est le point le plus essentiel d'une procédure criminelle de la nature de celle que nous venons d'examiner. Clairvoyans dans quelques cas, mais aveugles dans d'autres, il n'est que trop vrai que ceux qui exercent ces pénibles fonctions ne sont malheureusement pas infaillibles, et que, guidés par des indices à peu près certains, ou trompés par des apparences illusoires, ils peuvent placer sur le banc des accusés le criminel que le remords tourmente, comme l'honnête homme qui n'a aucun reproche à se faire.

Quel affligeant spectacle n'offre pas alors celui qui est victime de la Justice elle-même! Accusé d'avoir lâchement donné la mort au parent ou à l'ami auquel il a prodigué, dans ses derniers instans, les soins affectueux de la plus touchante amitié, à celui qu'il pleure et qu'il regrette, et pour lequel il aurait sacrifié sa vie; jeté dans un cachot où il est harcelé de questions insidieuses, où ses gémissemens sont attribués au remords, et le délire de sa raison aux aveux de son crime; traîné par des archers en présence du public et de ses juges; accablé sous le poids de charges si graves, que l'idée seule révolte tous les esprits et le leur représente comme un monstre coupable du plus horrible forfait; en butte aux dépositions de témoins qui ne sont pour la plupart que des ennemis, des espions ou des serviteurs infidèles; attaqué de nouveau par le ministère public qui dévoile ses secrets de famille, porte un dernier coup à son honneur et à sa réputation, et incrimine jusqu'aux moindres actions de sa vie; honteux, faible, tremblant, c'est alors seulement qu'il peut faire entendre sa défense.....! mais bientôt refoulé dans le crime par les répliques véhémentes de son adversaire, il ne lui reste plus qu'à implorer la Justice, la pitié de ses juges, et à se jeter dans les bras de la Providence; enfin, arrivé au dénouement de cette scène déchirante, survient un arrêt qui l'envoie au supplice, terme de ses malheurs, ou qui le rend à la société dans laquelle il retourne couvert d'un opprobre pire que la mort.....!

Voilà pourtant quelle peut être la perspective d'une accusation injuste et le sort de l'innocence! voilà ce que nous pouvons tous éprouver, quelque honnêtes et vertueux que nous soyons, si une prévention aveugle vient à s'appesantir sur nous! Avec quelle circonspection ne doivent donc pas statuer les magistrats chargés d'accuser leurs concitoyens, et combien est grande la responsabilité qu'ils acceptent en remplissant ces terribles fonctions!

Mais si la tâche de ceux que la loi place au premier rang de notre Justice criminelle est difficile et sujette à errer, elle trouve heureusement un correctif et un puissant auxiliaire dans l'institution du juri; c'est à ce corps salutaire qu'appartient le droit de prononcer en dernier ressort sur l'équité de l'accusation.

Libres, indépendans, exempts de prévention et de haine, justes appréciateurs de la déposition des témoins qu'ils entendent et des débats qui se passent sous leurs yeux; prenant un juste milieu entre les intérêts de l'accusation et ceux de la défense; moins sévères, enfin, ou plus modérés que le ministère public qui voit le fait dans des soupçons, et que la chambre d'accusation pour laquelle de faibles indices sont quelquefois des preuves de culpabilité, les jurés n'admettent ni l'un ni l'autre, s'ils ne leur sont pas clairement démontrés : pour eux le doute ne peut être la conviction, et celle-ci n'est que le sentiment intime de leur conscience.

Ainsi, qu'une accusation d'empoisonnement soit portée devant eux, sans l'évidence positive d'un corps de délit; que des médecins d'un savoir connu n'attestent pas que le fait d'empoisonnement est constant; que des témoignages d'une véracité non équivoque, et qu'une masse de présomptions suffisantes ne prouvent pas que ce fait est le résultat d'une tentative criminelle dont l'accusé est l'auteur, ils n'hésiteront pas un instant à rejeter une accusation aussi incertaine.

En vain le ministère public chercherait à les

intimider, en leur peignant, avec des couleurs effrayantes, les abus qu'on pourrait faire des poisons *végétaux*, s'il était toujours nécessaire de découvrir les traces de l'empoisonnement pour admettre et poursuivre le crime. Ils ne pourraient se faire illusion là-dessus, puisque, ainsi que nous l'avons prouvé, les poisons en général, *végétaux* et autres, ne présentent aucune certitude dans les traces qu'ils laissent; d'un autre côté, ils sentiraient fort bien que si c'est l'obligation du ministère public de voir en tout et par-tout le crime, la leur est d'obéir à un besoin plus doux, alors même que, d'un commun accord, ils cherchent un coupable, celui de protéger les droits de l'innocence et de prévenir des méprises bien plus funestes que l'impunité.

Représenter sans cesse la société comme un repaire de malfaiteurs où le fils conspire contre le père, le serviteur contre son chef, et les citoyens contre l'Etat; la dépeindre comme une réunion de brigands qui, avides de meurtre et de rapine, seraient toujours prêts à s'égorger, sans l'aspect tutélaire de l'échafaud, c'est avoir, il faut l'avouer, une opinion peu flatteuse de l'espèce humaine. Si le génie du mal voulait jeter de la méfiance dans les familles et y éteindre le reste de sentimens généreux qui les unit encore, il ne tiendrait certes pas un autre langage ; mais les hommes ne sont point aussi méchans qu'on veut bien le dire, et ils ne se livrent pas à tout le mal qu'il est à leur pouvoir de faire. D'après un recensement fait à Paris, dans ces derniers temps, il résulte que les suicides par le poison sont, dans le cours d'une annee, aux autres accidens de ce genre, comme 1 est à 15, et que les empoisonnemens sur autrui sont aux autres crimes comme 1 est à 20. D'ailleurs il est une garantie bien plus rassurante encore, et elle nous est fournie par la moralité d'une nation du sein de laquelle peuvent bien sortir de loin en loin quelques monstres, mais dont le caractère, essentiellement bon et généreux, ne fera jamais des Français un peuple d'empoisonneurs.

Après tout, si le gouvernement redoute cette tendance criminelle, pourquoi n'arrête-t-il pas le mal à sa source, et laisse-t-il librement circuler dans le commerce des substances vénéneuses qui n'ont d'autre utilité que celle de nuire ? Ne serait-il donc pas plus sage de prévenir le mal que de le punir ?

C'est ce que nous allons examiner en jetant un coup-d'œil sur les lois qui ont été faites pour atteindre ce but.

Celle du 21 germinal an 11, sur l'*organisation des écoles de pharmacie*, porte au tit. 4 :

Art. 32. *Les pharmaciens ne pourront livrer et débiter des préparations médicinales ou drogues composées quelconques, que d'après la prescription qui en sera faite par des docteurs en médecine ou en chirurgie, ou par des officiers de santé, et sur leur signature. Ils ne pourront vendre aucun remède secret, etc.*

Voilà d'abord un article qui est aussi formel que mal exécuté : non-seulement MM. les pharmaciens, et sur-tout ceux des petites villes et bourgs, délivrent tous les jours, à chaque instant, et sans la prescription des médecins, des drogues susceptibles de devenir de véritables poisons entre les mains de l'ignorance et de celles qui peuvent sciemment en abuser; non-seulement ils en vendent aux charlatans et autres individus exerçant la médecine en contravention aux lois, qui infestent les quatre coins de la France, et sont des empoisonneurs bien autrement dangereux que ceux que poursuivent les tribunaux, mais encore ils se permettent souvent, pour se donner un air d'importance, de critiquer et de changer la prescription des médecins; mais ils ont des dépôts de drogues dans les villages, qu'ils confient à l'administration du premier individu qui veut s'en charger ; mais ils se mêlent d'exercer la médecine et de débiter des remèdes secrets de leur composition, etc., etc.

Art. 33. *Les épiciers et droguistes ne pourront vendre aucune composition ou préparation pharmaceutique, sous peine de 500 fr. d'amende; ils pourront continuer de faire le commerce en gros des drogues simples, sans pouvoir néanmoins en débiter aucune au poids médicinal.*

Nous en dirons autant de MM. les épiciers et droguistes : tous tiennent et vendent, en gros et en détail, à leurs amis et à tout venant, des substances pharmaceutiques de leur composition.

Art. 34. *Les substances vénéneuses, et notamment l'arsenic, le réalgar, le sublimé corrosif seront tenus, dans les officines des pharmaciens et les boutiques des épiciers, dans des lieux sûrs et séparés dont les pharmaciens et épiciers seuls auront la clef, sans qu'aucun autre individu qu'eux puisse en disposer. Ces substances ne pourront être vendues qu'à des personnes connues et domiciliées qui pourraient en avoir besoin pour leur profession ou pour cause connue, sous peine de* 3000 *fr. d'amende de la part des vendeurs contrevenans.*

Ce n'est pas sans étonnement qu'on voit cet article réduire les substances vénéneuses, *notamment à l'arsenic*, *au réalgar* et *au sublimé corrosif*, puisqu'il y en a plusieurs centaines d'autres non moins dangereuses et qui méritent une surveillance aussi active. La loi présente ici un vague extrêmement blâmable, et un sujet de cette importance devrait être spécifié d'une manière plus positive.

Quant aux lieux *sûrs, séparés et fermés à clef* où doivent être déposés les poisons, les débitans ne prennent pas tant de peine : entrez dans leurs boutiques, et vous trouverez pêle-mêle l'arsenic avec la cassonade, le laudanum avec l'élixir de Garus ; vous verrez qu'en l'absence du chef, ce sera *Madame* ou *le Garçon* qui vous donnera l'une ou l'autre de ces substances ; aussi n'est-il pas rare d'entendre dire à Paris comme en province *qu'un tel est mort empoisonné* par la méprise de *tel* pharmacien ou de *tel* droguiste.

Cet article finit en permettant la vente des substances vénéneuses *à des personnes connues et domiciliées qui pourraient en avoir besoin pour leur profession ou pour cause connue.* Mais quelle nécessité y a-t-il de vendre de l'arsenic, du réalgar, du sublimé corrosif, etc., à des personnes *connues et domiciliées?* La loi n'est-elle pas évidemment en contradiction avec elle-même, puisque ces substances, qui sont exclusivement du domaine de la médecine, ne doivent être livrées à personne, sans l'ordonnance des médecins, aux termes de l'art. 32 précité? Faudra-t-il toujours que, pour se délivrer de l'importunité des rats, nous exposions notre existence, en semant de l'arsenic, quand il y a à notre disposition la noix vomique et autres substances qui peuvent produire cet effet sans nuire à l'homme? Nous n'en voyons pas la nécessité, et il paraît inconcevable que le gouvernement n'interpose pas son autorité pour défendre cet usage funeste.

Les arts et métiers, il est vrai, font de droit exception à cette mesure prohibitive; mais s'il est des poisons qui soient d'un besoin indispensable pour les artistes, tels que les peintres, les teinturiers, les orfèvres, etc., cela doit faire sentir au gouvernement la nécessité de ne permettre l'exercice de ces professions qu'à des individus bien famés et d'une moralité connue.

Art. 35. *Les pharmaciens et épiciers tiendront un registre coté et paraphé par le maire ou le commissaire de police, sur lequel registre ceux qui seront dans le cas d'acheter des substances vénéneuses inscriront de suite et sans aucun blanc leurs noms, qualités et demeures, la nature et la quantité des drogues qui leur ont été délivrées, l'emploi qu'ils se proposent d'en faire et la date exacte du jour de leur achat, le tout à peine de 3000 fr. d'amende contre les contrevenans. Les pharmaciens et les épiciers seront tenus de faire eux-mêmes l'inscription, lorsqu'ils vendront ces substances à des individus qui ne sauront point écrire, et qu'ils connaîtront comme ayant besoin de ces mêmes substances.*

Les pharmaciens et les droguistes observent-ils ces mesures de précaution? Jamais. Et comment veut-on qu'ils s'y conforment quand ils ne sont soumis à aucune surveillance? S'ils vendaient du vin ou du tabac, des contrôleurs et des inspecteurs les harcèleraient, sans doute, pour constater jusqu'à une once de débit; mais comme ils vendent du *poison*, commerce peu lucratif pour le trésor, cet innocent trafic est abandonné à la loyauté des débitans et à l'active sollicitude des procureurs généraux qui, sans s'inquiéter des moyens qui peuvent prévenir les empoisonnemens, savent toujours où prendre les empoisonneurs.

Art. 36. *Tout débit au poids médicinal, toute distribution de drogues et préparations médicamenteuses sur des théâtres ou étalages, dans les places publiques, foires ou marchés; toute annonce et affiche imprimee qui indiquerait des remèdes secrets sous quelque dénomination qu'ils soient présentés, sont sévèrement prohibés. Les individus qui se rendraient coupables de ce délit seront poursuivis par mesure de police correctionnelle, et punis conformément à l'art.* 83 *du Code des délits et des peines.*

De deux choses l'une, ou les lois sont faites pour être respectées, ou on les promulgue pour être un sujet de dérision publique. Dans le premier cas, nous demanderons à ceux qui en sont les dépositaires, pourquoi ils souffrent que des charlatans en livrée, et accompagnés d'un attirail bruyant, courent les foires, se jettent dans les pays de traverse et ne craignent même pas de se montrer dans les grandes cités pour y séduire impunément la confiance d'un peuple crédule? pourquoi ils ne font pas arracher les placards fastueux dont on couvre les carrefours, pour annoncer aux incurables cent remèdes merveilleux? pourquoi ils laissent vendre une infinité de *poisons secrets* qui circulent librement dans le public sous le nom de *remède*, à partir *des pilules du docteur Frank* jusqu'à *l'éméto-cathartique Leroy?* Nous leur demanderons encore si, en tolérant de tels abus, ce n'est pas ouvertement protéger une certaine classe d'empoisonneurs?

Art. 37. *Nul ne pourra vendre, à l'avenir, des plantes ou des parties de plantes médicinales indigènes, fraîches ou sèches, ni exercer la profession d'herboriste, sans avoir subi auparavant, dans une des écoles de pharmacie, ou par-devant un juri de médecins, un examen qui prouve qu'il connaît exactement les plantes médicinales, et sans avoir payé une rétribution qui ne pourra excéder 50 fr. à Paris, et 30 fr. dans les autres départemens, pour les frais de cet examen. Il sera délivré aux herboristes un certificat d'examen par l'école ou le juri par lesquels ils seront examinés, et ce certificat devra être enregistré à la municipalité du lieu où ils s'établiront.*

Avons-nous en France des herboristes à 30 et à 50 fr. de réception? Nous l'ignorons. Tout ce que nous pouvons assurer, c'est qu'il y a quantité de boutiques où l'on débite sans aucun scrupule, à tous ceux qui se présentent, connus ou non, de la mauve et de la ciguë, de l'aconit et du sureau, sans penser que la ciguë et l'aconit soient des poisons, puisque la loi du 21 germinal an 11 ne le dit pas.

Art. 42. *Il sera fait au moins une fois par an, conformément à la loi, des visites chez les pharmaciens, les droguistes et les épiciers.*

*A cet effet, le directeur de l'Ecole de pharmacie s'entendra avec celui de l'Ecole de médecine pour demander aux préfets des départemens, et à Paris, au préfet de police, d'indiquer le jour où les visites pourront se faire, et de désigner le commissaire qui devra y assister.*

Art. 46. *Il sera fait annuellement des visites chez les herboristes par le directeur et le professeur de botanique, et l'un des professeurs de l'Ecole de médecine, dans les formes voulues par l'art.* 29 *de la loi, etc.*

MM. les pharmaciens, épiciers, droguistes et herboristes n'ont certainement pas à se plaindre de l'importunité de MM. les professeurs de médecine, de pharmacie et de botanique. Que leurs pilules soient fraîches ou moisies, que leurs drogues soient bonnes ou mauvaises, que certaines substances susceptibles de devenir des poisons par la vétusté aient ou non acquis cette propriété, qu'ils observent la loi du 21 germinal an 11, ou qu'ils ne l'observent pas, tout cela est trop indifférent à la santé publique pour qu'ils daignent y faire attention. Dès l'instant où les uns ont des acheteurs, et les autres des malades, qu'est-il besoin de plus?

Enfin, l'article unique d'une loi interprétative de la précédente, sous la date du 29 pluviôse an 13 (18 février 1805), est ainsi conçu : *Ceux qui contreviendront aux dispositions de l'art.* 36 *(voyez-le ci-devant) de la loi du* 21 *germinal an* 11, *relative à la police de la pharmacie, seront poursuivis par mesure de police correctionnelle et punis d'une amende de* 25 *à* 600 *fr., et en outre, en cas de récidive, d'une détention de trois jours au moins, et dix au plus.*

Cela n'est pas assez : quand on empoisonne par spéculation mercantile, il faudrait une peine plus sévère. D'ailleurs cette petite correction n'est jamais infligée, et l'impunité la plus parfaite, sur ce point, est à l'ordre du jour.

Telles sont les lois de précaution qui ont été publiées, depuis la révolution, relativement au débit des substances vénéneuses; tel est le zèle avec lequel on les observe. Si, au milieu de ce désordre, il est quelque chose qui doive étonner, c'est, sans doute, que les empoisonnemens ne soient pas plus fréquens qu'ils ne sont, et que les empoisonneurs ne sachent pas mieux choisir sur les substances qui sont à leur disposition ; mais heureusement que le crime est aveugle, et qu'une main secrète, plus puissante que nos lois, frappe toujours de vertige les malfaiteurs, et laisse derrière eux des traces qui décèlent tôt ou tard leurs coupables manœuvres.

Il est donc évident que la loi du 21 germinal an 11, calquée sur l'édit du mois de juillet 1682, est insuffisante et n'atteint pas le but que s'étaient proposé ses auteurs. Le changement d'habitudes et de vices, l'accroissement considérable des substances vénéneuses, leur usage toujours croissant avec le perfectionnement des arts et métiers, l'abus qu'on peut en faire d'après cela, tout fait vivement sentir ce qui manque à notre législation sur cette matière, et la nécessité de la mettre en rapport avec les mœurs et les progrès de notre époque.

Pour cela, il serait à désirer que le gouvernement nommât une commission choisie parmi les médecins, les chimistes, les pharmaciens et les artistes les plus distingués du royaume ; ils auraient à délibérer sur les moyens à prendre pour prévenir les abus qu'on peut faire des substances vénéneuses qui circulent dans le commerce. Le résultat de leurs délibérations serait approuvé par le gouvernement, rédigé en forme de loi et soumis à la sanction des chambres (1).

Voici, d'après nous, quelques-unes des mesures générales qui devraient servir de base à ce projet de loi :

1.° Il faudrait déterminer nominativement toutes les substances vénéneuses connues et qui peuvent, à quelle dose que ce soit, donner la mort à l'homme.

2.° Il conviendrait ensuite de tirer une ligne de démarcation entre celles qui sont d'un emploi exclusif en médecine, et celles qui sont d'un usage indispensable dans les arts et métiers.

3.° Les fabricans de substances vénéneuses ne pourraient vendre leurs produits qu'aux marchands droguistes et pharmaciens.

---

(1) Depuis que cet opuscule est sous presse, nous avons appris que l'Académie royale de médecine de Paris a nommé deux commissions, l'une pour proposer des mesures propres à prévenir les dangers de la vente des poisons, et l'autre pour faire des expériences sur les empoisonnemens. Nous nous félicitons de nous être rencontrés avec cette célèbre société, et nous souhaitons que ses efforts philantropiques ne soient pas infructueux.

4.° Le débit en gros de ces substances ne serait permis que dans les chefs-lieux de départemens, et seulement confié aux marchands qui offriraient une garantie et une probité suffisantes.

5.° Ils ne pourraient vendre les poisons dits *médicinaux* qu'aux pharmaciens, et les autres qu'aux chefs d'ateliers, ou aux artistes patentés et bien connus, le tout sous la responsabilité écrite de ces derniers.

6.° Tout accident imputable à la volonté ou à la négligence des artistes et des ouvriers dépositaires de substances vénéneuses serait passible de peines sévères.

7.° Il serait expressément défendu aux pharmaciens de livrer, dans aucun cas et à qui que ce soit, des poisons médicinaux autres que ceux qui entreraient dans les remèdes prescrits par les docteurs en médecine et les officiers de santé à eux connus pour tels. Il leur serait également défendu de s'ingérer dans l'exercice de la médecine.

8.° Les ateliers et les laboratoires des fabricans de substances vénéneuses, ainsi que les boutiques des pharmaciens et des droguistes, auraient une fois pour toutes un cabinet séparé et fermé à clef dans lequel seraient déposés tous les poisons.

9.° Il serait enjoint aux médecins, lorsqu'ils sont obligés de prescrire des remèdes vénéneux *à prendre par fraction*, de ne pas en prescrire une quantité telle que, prise en totalité, elle pût produire l'empoisonnement. On leur conseillerait d'ailleurs de renoncer à une pratique aussi dangereuse, triste héritage de l'alchimie et de la barbarie galénique, pour ramener l'art de guérir à son antique simplicité, car Hipocrate, qui était un fort bon médecin, n'ordonnait jamais de poison.

10.° Les débitans de substances vénéneuses ne pourraient plus vendre à l'avenir d'arsenic ni aucun corps analogue pour tuer les rats.

11.° Les vendeurs d'orviétan, les charlatans, les individus exerçant l'art de guérir en contravention aux lois, seraient châtiés avec plus de sévérité qu'on ne l'a fait jusqu'à ce jour.

12.° Les herboristes seraient supprimés, et les plantes vénéneuses vendues jusques-là par eux rentreraient dans le domaine de la pharmacie.

13.° Trois docteurs en médecine choisis par les préfets dans les chefs-lieux de département, et payés à cet effet, seraient chargés de la surveillance des ateliers, des pharmacies et des magasins de drogues de chaque département; des inspecteurs généraux, résidant à Paris, feraient de temps en temps des tournées pour surveiller cette police sanitaire.

14.° Tout contrevenant aux précédentes dispositions serait puni d'un à cinq ans de prison, et de 1000 à 10,000 fr. d'amende. Dans le cas où le délit viendrait à occasionner l'empoisonnement ou tout autre accident qui compromettrait la vie d'un individu, celui par la faute de qui cela serait arrivé, soit fabricant, pharmacien, droguiste ou charlatan, serait puni des travaux forcés à temps ou à perpétuité, selon les cas.

Ces conclusions, un peu rigoureuses au premier abord, cesseront de paraître telles, si l'on considère qu'il est enfin temps de réprimer les abus homicides auxquels est en proie l'art de guérir, et l'espèce de brigandage qui s'est introduit dans la partie du commerce sur laquelle reposent nos intérêts les plus chers, ceux de la santé publique. Les hommes, nous nous plaisons à le répéter, sont moins méchans par caractère que par occasion. Qu'on leur ôte des mains les corps avec lesquels ils peuvent nuire, et la société n'aura plus à déplorer les crimes qui l'affligent si souvent, et qui ne doivent être imputés, la plupart du temps, qu'à la faute de ceux qui la gouvernent.

Puissent ces réflexions convaincre les magistrats que s'il est un sujet de jurisprudence criminelle qui exige de la circonspection et de nouvelles lumières, c'est celui que nous venons d'examiner! puissent les vœux que nous nous sommes fait un devoir de manifester, assurer à nos compatriotes l'honneur, la vie et la sécurité!



FIN.

www.ingramcontent.com/pod-product-compliance
Ingram Content Group UK Ltd.
Pitfield, Milton Keynes, MK11 3LW, UK
UKHW021027180726
13838UKWH00004B/1657